AÉROTHÉRAPIE

DE L'ALTITUDE DANS LE TRAITEMENT

DE LA

GASTRO-ENTÉRITE CHEZ LES ENFANTS

DU PREMIER AGE

SPÉCIALEMENT DANS LES CÉVENNES MÉRIDIONALES

A L'ÉPOQUE DES CHALEURS

Et quorum pars magna fui.

PAR

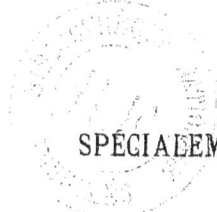

Le Dr Léon REFRÈGE

Ex-Interne a l'Hôpital civil d'Oran
Ex-Aide de Clinique des Maladies des Enfants a la Faculté de Médecine
de Montpellier

MONTPELLIER

Imprimerie Charles Boehm

DELORD-BOEHM et MARTIAL, Successeurs
10, RUE D'ALGER, 10

1898

AÉROTHÉRAPIE

—

DE L'ALTITUDE

DANS LE

TRAITEMENT DE LA GASTRO-ENTÉRITE CHEZ LES ENFANTS

DU PREMIER AGE

SPÉCIALEMENT DANS LES CÉVENNES MÉRIDIONALES A L'ÉPOQUE DES CHALEURS

OUVRAGES DU MÊME AUTEUR

1. **Des accidents de première et de seconde dentition** : leçon du Professeur L. BAUMEL, recueillie par L. RÉFRÉGÉ, aide de clinique. *Nouveau Montp. méd.*, tom. III, 1894.

2. **Compte rendu annuel de la Clinique des maladies des enfants (1893-1894)** ; par L. RÉFRÉGÉ, aide de clinique. *Nouveau Montp. méd.*, tom. III, 1894.

AÉROTHÉRAPIE

DE L'ALTITUDE DANS LE TRAITEMENT

DE LA

GASTRO-ENTÉRITE CHEZ LES ENFANTS

DU PREMIER AGE

SPÉCIALEMENT DANS LES CÉVENNES MÉRIDIONALES

A L'ÉPOQUE DES CHALEURS

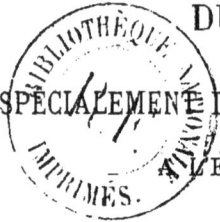

Et quorum pars magna fui.

PAR

Le Dr Léon REFRÉGE

Ex-Interne a l'Hôpital civil d'Oran
Ex-Aide de Clinique des Maladies des Enfants a la Faculté de Médecine
de Montpellier

MONTPELLIER

Imprimerie Charles Boehm

DELORD-BOEHM et MARTIAL, Successeurs
10, RUE D'ALGER, 10

1898

A LA MÉMOIRE VÉNÉRÉE DE·MES GRANDS PARENTS

Madame et Monsieur François TRINQUIER

A LA MÉMOIRE DE MON FRÈRE

MON CHER ET REGRETTÉ FRANÇOIS

Léon Réfrégé.

A MES AMIS

LÉON RÉFRÉGÉ.

AVANT-PROPOS

L'attrait du sujet que j'ai choisi ne m'a pas permis de mettre à contribution, ainsi que je l'aurais voulu, les observations recueillies au jour le jour et minutieusement, pendant que j'étais attaché au service des maladies des enfants comme aide de clinique ; mais, d'une part, cet attrait a été irrésistible pour moi, et, d'autre part, j'ai cru faire œuvre utile en signalant un point de pratique extrêmement important sur lequel mon maître avait souvent appelé mon attention.

Des études ultérieurement faites sur cette question pourront préciser, plus que je n'ai pu le faire, les indications à remplir dans l'application du climat d'altitude au traitement de la gastro-entérite de l'enfance.

N'aurais-je que le mérite d'avoir fourni des armes à la pratique médicale, alors qu'elle est ou se croit impuissante et désarmée, que ce serait pour moi la plus douce des récompenses.

Au moment de quitter l'Ecole, nous sommes trop heureux de pouvoir exprimer à tous nos Maîtres nos sentiments de reconnaissance.

Les difficultés de tout début, quand il s'agit d'études nouvelles, nous ne les avons point connues avec M. le Professeur Granel, dont la manière d'enseigner et l'aménité de caractère savent faire de tous ses élèves des amis.

Les paroles ne peuvent traduire nos sentiments pour notre cousin, M. le Professeur Baumel. Le sujet que nous avons pris est un hommage à un enseignement qui est sa création et qu'il a su rendre aujourd'hui magistral par l'importance et l'extension qu'il lui a données.

Les quelques lignes très affirmatives que nous avons trouvées, à l'appui de notre thèse, en glanant dans les livres de M. le Professeur Grasset, nous ont donné cette assurance, qui aurait pu paraître excessive, si elle n'avait été soutenue et autorisée par une opinion aussi éclairée.

Nous ne saurions oublier MM. les Professeurs Tédenat, Truc, Estor, Ducamp et Rauzier, qui furent toujours pour nous, dans toutes les circonstances, des maîtres bienveillants.

Cette bienveillance, qui nous a été si précieuse, nous l'avons trouvée dans un autre milieu. A MM. les Docteurs Lévy, Mondot et Sandras, dont nous fûmes successivement l'interne, à tous nos Maîtres de l'Hôpital civil d'Oran (Algérie), toute notre gratitude.

Les bulletins hebdomadaires de statistique municipale de la ville de Paris, relatifs à la mortalité dans cette ville, que nous devons à l'obligeance de son Directeur, M. le Dr Bertillon, nous ont offert trop d'avantages pour oublier cet honorable praticien, à qui, avec toute notre reconnaissance, nous adressons nos plus vifs remerciements.

AÉROTHÉRAPIE

DE L'ALTITUDE

DANS LE

TRAITEMENT DE LA GASTRO-ENTÉRITE CHEZ LES ENFANTS

DU PREMIER AGE

SPÉCIALEMENT DANS LES CÉVENNES MÉRIDIONALES A L'ÉPOQUE DES CHALEURS

INTRODUCTION

La crise grave que traverse la France, au point de vue de sa population, la nécessité absolue pour elle, si elle veut maintenir son rang dans le monde, de combler les vides au fur et à mesure qu'ils se produisent, sans avoir à compter (ce qui serait par trop dangereux) sur l'élément étranger, comme aussi celle d'envoyer ses enfants au dehors, si elle tient à conserver et à faire prospérer ses colonies qui prennent tous les jours une extension nouvelle, donnent à toutes les questions de pédiatrie une importance de premier ordre.

Comment l'idée de ce sujet m'est-elle venue ?

Les travaux de tout genre publiés jusqu'à ce jour sur la gastro-

2

entérite du premier âge, depuis la découverte des toxines, en ont, il est vrai, considérablement agrandi le champ de la thérapeutique ; mais la plupart, presque tous, ou n'accordent pas à la cure d'air, par le changement d'altitude, l'importance qu'elle nous paraît mériter, ou même n'en font pas mention.

Et cependant, l'occasion que j'ai eue pendant plusieurs années consécutives de remplacer à Lodève divers médecins, à l'époque des grandes chaleurs, au mois de juillet et d'août, l'observation des maladies des jeunes enfants, que m'avait rendue familière le service de mon cousin, le professeur Baumel, dont les conseils et l'enseignement ont été mis à profit, m'ont permis de considérer la cure d'air comme indispensable et comme seule possible dans une foule de cas où les médicaments échouaient, comme pouvant suffire dans la plupart des autres, quand la maladie était prise à temps, et comme presque toujours seule capable d'en empêcher le développement.

L'altitude serait donc appliquable, comme méthode de traitement, à titre curatif et à titre préventif.

Mieux que tout autre, la ville de Lodève permet des observations de ce genre.

A l'instar d'une cuvette, placée au confluent d'un ruisseau et d'une rivière, la Lergue, à 179 mèt. d'altitude environ, enveloppée de toutes parts, surtout du côté du Nord-Ouest, de monticules et de montagnes, les petites Cévennes, qui l'enserrent et l'étreignent, elle prête le flanc à la maladie, à l'époque des chaleurs : par sa température quelquefois excessive ; par ses rues étroites, trop souvent sales, que l'air visite incomplètement ; par certains de ses logements insalubres dans les vieux quartiers; par les émanations auxquelles l'expose l'insuffisance de l'eau nécessaire au lavage complet des rues et à l'entrainement des immondices, qui séjournent sur le bord des cours d'eau aux époques de la sécheresse; et d'autre part, mieux que tout autre, elle peut se défendre avec ses mamelons où se trouvent soit des maisons de campagne, soit des villages ; par ses vallées aux eaux vives, d'une pureté parfaite et toutes situées en amont de la ville ; par ses crêtes de l'Escandolgue, sur certains points habitables et avec son plateau du Larzac à 750 mèt. environ d'altitude.

Si les chaleurs persistantes sont de nature à incommoder les adultes et à troubler la santé des jeunes enfants, elles seront bien autrement dangereuses, par un vent du Sud, un ciel nuageux, un état hygrométrique élevé et plus ou moins près de la saturation.

On comprend dans ce cas le rôle du déplacement et de l'altitude. A peine sort-il de cette sorte de fournaise et s'éloigne-t-il de la ville, pour s'élever à une altitude relativement minime, l'enfant commence à mieux respirer, l'air étant et plus frais et plus sec, et à vivre en quelque sorte d'une autre existence. Le sommeil, qu'il ne connaissait pas depuis plusieurs jours, le gagne peu à peu, les vomissements s'arrêtent, et il arrive souvent que tous les troubles digestifs prennent fin, sans qu'il soit nécessaire d'avoir recours aux médicaments.

Cette surprise nous a été donnée maintes fois, et l'interprétation du fait, par sa fréquence, ne se prête à aucune contestation sérieuse.

Je suis heureux, à l'appui de cette méthode de traitement, de citer un passage d'un ouvrage intitulé : *Conditions hygiéniques actuelles de Beyrouth* (Syrie) *et de ses environs immédiats*, par le Dr Boyer, professeur de thérapeutique à la Faculté française de Médecine de cette ville, pour qu'il soit démontré que, dans un pays à tous les points de vue différent du nôtre, les mêmes causes engendrent les mêmes effets et, ce que je tiendrai surtout à faire prévaloir, qu'un professeur de thérapeutique est plus préoccupé d'éloigner les enfants du milieu qui les rend malades, que d'essayer un traitement quelconque pour enrayer les effets de la maladie.

Voici ce passage : *Emigration pendant l'été.* « Pour un adulte bien portant, indigène ou européen, le séjour permanent à Beyrouth, pendant toute la durée de l'été est possible, sans grande fatigue, mais cette température de serre humide de juillet, août, septembre, première quinzaine d'octobre, est très énervante par sa continuité.

» Les nuits sont sans sommeil et l'anorexie est très marquée ; la moindre marche au soleil vous fait ruisseler de sueur, il est infiniment préférable, quand on le peut, de passer la saison chaude à la montagne.

»Les enfants indigènes ou les enfants européens, à plus forte raison, sont en général très éprouvés par les chaleurs ; ils pâlissent, maigrissent, ont des accès de fièvre et de gastro-entérite ; le changement d'altitude est donc pour eux indispensable, surtout quand ils sont en bas-âge, à la période d'évolution dentaire. Sous la menace d'un choléra infantile à marche rapide, on est quelquefois obligé de se transporter d'urgence à la montagne, il vaut mieux, dans ces conditions, épargner à ces jeunes enfants le danger d'une pareille éventualité toujours imminente».

Nos maîtres n'ont jamais dit ni professé autrement. Pourquoi donc cette excursion de nos Cévennes à Beyrouth, si elle n'avait eu pour raison et pour but d'aller saluer, en terre étrangère, l'enseignement français.

Nous lisons, en effet, dans les *Consultations médicales*, de M. le professeur Grasset, à l'article gastro-entérite du premier âge : «vie en plein air, à l'abri des excès de température, éviter spécialement les chaleurs et, si l'on est en été, envoyer les enfants dans la montagne, dans un climat frais, d'altitude moyenne, puis, plus loin.

En été et dans le Midi, le déplacement immédiat de l'enfant vers la montagne s'impose et peut le ressusciter, même mourant».

HISTORIQUE

Les anciens ont dû connaître, les poètes les ont trop chantés pour qu'il en soit autrement, les bienfaits de la cure d'air, dont les effets toniques ont pour résultat, par une sorte de stimulation générale, le réveil et le relèvement de toutes nos fonctions et de toutes nos forces déprimées par les fortes chaleurs, surtout si elles sont continues.

Ce réveil et ce relèvement, en quelque sorte subit, se traduisent chez les adultes par une sensation de bien-être appréciable dès les premiers instants et, chez les enfants qui arrivent malades sur les hauteurs à l'image des lampes sur le point de s'éteindre que ravive la goutte d'huile, par une résurrection qui, aux yeux des parents émerveillés, tient du miracle.

Mais pour donner à ces faits leur véritable signification il fallait le siècle de l'ozone et de la bactérie, de ce qui ranime la vie animale et de ce qui la détruit.

Il fallait savoir : Que le lait, principe de vie, sous certaines influences, peut devenir principe de mort.

Aussi, depuis le maître, depuis Pasteur, les travaux abondent, faisant chaque jour la lumière sur cette question.

De nombreux micro-organismes ont été signalés comme susceptibles de produire la gastro-entérite, qualifiée pour ce motif d'infectieuse, tels sont le bacterium coli le plus souvent observé et, moins fréquemment d'après Lesage, le tyrothrix, le bacille pyocyanique, le bacterium coli à pigment vert, le bacillus mesentericus, le streptocoque, le staphylocoque et enfin le proteus.

Ainsi donc, comme conclut Lesage (*Maladies de l'enfance* de Grancher, 1897, tom. II. pag. 570), l'infection gastro-intestinale peut être produite par bien des organismes différents.

« Si l'agent causal varie, les résultats obtenus sont les mêmes, et les mêmes symptômes cliniques sont observés : l'infection légère, l'infection à type pyrétique, l'infection à type algide.

La variabilité dans l'action ou la quantité des toxines microbiennes explique ces diverses modalités cliniques.

Dans tous ces différents faits, nous pouvons remarquer que les microbes précédents se rencontrent également dans le lait et que ces diverses infections ressortissent à l'absorption de laits altérés et fermentés.

Si nous comparons les résultats obtenus par l'étude des selles avec ceux que donne l'étude des fermentations de lait, on y voit facilement une relation de cause à effet, d'autant que le même microbe, avec la même virulence, se rencontre dans le lait que boit l'enfant et dans les selles qu'il émet ».

Or, ainsi que l'indique le même auteur, « les infections digestives peuvent être observées en tout temps et en toute saison ; mais, de l'avis de tous (Cruveilhier, Bourgeois, Sven von Hoften, Clarke, Miller, Turner, Meissner, Bernard, Cross, Baginsky, Ollivier), elles acquièrent leur maximum de fréquence durant l'été : de là le nom de Summer's disease, de maladie d'été.

Les cas sporadiques existent pendant toute l'année; mais, dès l'apparition de la saison chaude, le nombre des cas augmente, et on constate une véritable épidémie annuelle en juillet, août et septembre ».

L'auteur donne alors deux tableaux statistiques empruntés à Ollivier et relatifs à la ville de Paris en 1884 et 1885 ; le premier avec une épidémicité plus forte que le second, mais toujours avec un maximum en juillet et en août, ce qui concorde absolument, en août surtout, avec la statistique de Bertillon, que nous donnons plus loin et relative à la même ville pour l'année 1898, c'est-à-dire pour l'année courante.

D'ailleurs, ajoute Lesage, «plus la chaleur persiste et plus la maladie revêt une allure épidémique. La baisse de la température est suivie d'une diminution du nombre des accidents. Ainsi, d'après Turner, la température estivale élève à 33,7 pour 1000 la mortalité des nourrissons; la baisse, au contraire, ramène ce chiffre à 5,3 pour 1000, chiffre normal.

L'augmentation des infections digestives pendant l'été tient à ce que leur principale cause réside dans l'altération du lait. Or, cette fermentation est d'autant plus rapide que la température dépasse 25°. Ce fait permet également d'expliquer les petites épidémies de crèche observées pendant l'hiver, il arrive souvent en effet que, dans cette saison, on conserve le lait à une température favorable à sa fermentation». (Lesage, *in* Grancher, pag. 543-544).

Ce qui étonne le plus, après les diverses et savantes descriptions étiologiques précédentes, minutieusement étudiées par les auteurs les plus recommandables, c'est de voir le silence imperturbable qu'ils conservent, au point de vue thérapeutique, au sujet de l'intervention climatérique et de l'influence favorable de l'altitude.

Parmi ces auteurs les plus récents et les plus indiqués comme étant le plus en évidence, nous citerons: Fonssagrives[1], Veillard[2], Broca et Legendre[3], Josias[4], Grancher[5], auteurs de traités d'hygiène ou de thérapeutique infantiles.

[1] Fonssagrives ; Leçons d'hygiène infantile. Paris. 1882.

[2] Veillard ; Formulaire clinique et thérapeutique pour les maladies des enfants. Paris, 1888.

[3] Broca et Legendre ; Traité de thérapeutique infantile médico-chirurgicale. Paris, 1894.

[4] Josias ; Thérapeutique infantile. Paris. 1896.

[5] Grancher; Loc. cit. 1897-1898.

Seul, comme nous le verrons plus loin, M. le professeur Hutinel mentionne cette action.

J'ai poussé plus loin mes investigations, et voici ce que je reçois de M. le professeur Louis Hugounenq, qui avait bien voulu s'occuper de ces recherches à Lyon :

« J'ai cherché ces jours-ci à la Bibliothèque tout ce qui de près ou de loin pouvait se rapporter à votre sujet. Mes recherches sont restées infructueuses ; aujourd'hui, pour plus de garantie, j'ai passé un à un, pour ainsi dire page par page, les fascicules de la *Revue Encyclopédique des sciences médicales* de Hayem, qui signale, sans en omettre une seule, les publications ayant trait aux diverses branches de la médecine. Je n'ai rien trouvé.

Au point de vue clinique, rien n'a été fait à ce sujet ».

Parmi les travaux les plus récents, je consacrerai une mention spéciale à ceux du professeur Hutinel, publiés en 1898, dans le *Traité de thérapeutique appliquée*, sous la direction de Robin.

Ces travaux, qui sont un savant résumé de tout ce que la science possède jusqu'à ce jour sur cette question, me permettront d'établir :

1° La fréquence et la gravité des maladies de l'appareil digestif chez les enfants du premier âge ;

2° Le faible rôle que jouent, d'après cet auteur, les médicaments dans ces maladies ;

3° Les empoisonnements qui se produisent, surtout à l'époque des grandes chaleurs, dans ces frêles organismes ;

4° Le peu d'importance que les auteurs les plus éclairés et les plus compétents semblent attacher à la cure d'air par l'altitude, après avoir néanmoins reconnu que l'action stimulante de l'air pur n'est point à dédaigner et que, par ce moyen, on peut obtenir des cures merveilleuses (Hutinel).

Chez les nourrissons, les maladies de l'appareil digestif ont une fréquence et une gravité extraordinaires. Dans la première année de la vie, elles font, à elles seules, plus de victimes que les autres affections réunies. Chez eux, les médicaments proprement dits jouent un très faible rôle dans le traitement des troubles dyspeptiques. En été, ils souffrent de la chaleur, et il faut la leur éviter; car c'est dans ces mois les plus chauds que les infections graves sont à craindre (Hutinel).

Les véritables agents de la maladie sont les micro-organismes qui semblent se développer tout particulièrement pendant les grandes chaleurs. Le plus souvent, ils sont introduits dans l'estomac avec les aliments, dans quelques cas ils semblent pénétrer par le rectum et le côlon, ils fabriquent, aux dépens du lait et des autres aliments, des poisons redoutables (Flügge).

Quelquefois ces toxines sont introduites toutes formées dans les voies digestives avec un lait profondément altéré, elles peuvent même exister seules dans le lait, les microbes qui les ont fournies ayant été tués par une stérilisation trop tardive.

A côté de ces infections ectogènes, que favorisent les chaleurs et qui jouent dans la genèse des gastro-entérites un rôle si important qu'on a pu leur donner le nom de « Maladie du Biberon », il faut tenir compte des infections dites endogènes, qui peuvent se produire chez les enfants nourris au sein ou alimentés avec un lait irréprochable. Dans ce cas là, la digestion étant troublée, elle l'est surtout sous l'influence des grandes chaleurs, des fermentations putrides se produisent dans le tube digestif aux dépens des saprophytes de l'intestin, etc., etc. (Hutinel).

En portant le lait à l'ébullition, on diminue le nombre des bactéries qu'il contient; mais on ne fait pas disparaître les toxines que ces bactéries ont pu y répandre pendant 12 heures et quelquefois plus. Or, en été, celles-ci sont souvent assez abondantes pour agir sur l'enfant à la façon d'un poison dangereux (Hutinel).

Après avoir passé en revue tous les médicaments employés, et ils sont nombreux, pour le traitement de cette maladie (gastro-entérite) quand elle revêt un caractère grave, Hutinel ajoute :

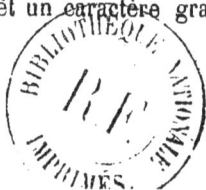

Malgré les soins les mieux appropriés et les plus intelligents, il arrive trop souvent que les enfants succombent, soit à la période initiale de la maladie, par le seul fait de la toxémie, soit plus tard, à la suite d'une infection secondaire, soit à un affaiblissement progressif. Si l'enfant a moins de quatre mois, à la diarrhée toxi-infectieuse succède trop souvent l'état de diminution progressive auquel Parrot a donné le nom d'athrepsie ; s'il est plus grand, il reste souvent pâle, débile et devient plus ou moins rachitique.

Tous ces passages offrent un puissant intérêt, mais n'est-il pas à regretter que la cure d'air ne soit pas indiquée, quand il a été reconnu par l'éminent Professeur que les véritables agents de la maladie sont des micro-organismes qui semblent se développer tout particulièrement pendant les grandes chaleurs?

Dans ce cas, il semble bien que ce n'est pas seulement à la boîte à pharmacie qu'il faudrait avoir recours.

Plus loin, à l'article Choléra infantile, le même auteur écrit, je ne saurais trop insister sur ce passage :

Le Choléra infantile ou diarrhée cholériforme des nourrissons est la forme la plus grave des infections gastro-intestinales, les phénomènes de toxémie d'abord, d'infection ensuite, acquièrent une intensité telle que la maladie éclate, frappant de préférence les nourrissons élevés au biberon et les sevrés, mais n'épargnant pas les enfants au sein.

Enfin, à l'article *Diarrhées chroniques chez les enfants sevrés*, je relève avec quelque satisfaction dans l'intérêt de ma cause, mais reléguée tout à fait à la fin, la mention suivante :

L'action stimulante de l'air pur n'est point à dédaigner. Aussi obtient-on des résultats inespérés en changeant de milieu des enfants qui semblent condamnés à périr.

SYMPTOMATOLOGIE. — DIAGNOSTIC

Les symptômes, le plus souvent, revêtent au début un caractère de gravité. Amaigrissement, fièvre d'ailleurs assez irrégulière, vomissements, mais non constants.

Selles fréquentes et liquides, vertes au début, plus tard aqueuses, mousseuses et parfois fétides, pouvant déterminer un erythème des fesses.

Langue rouge, collante avec ou sans muguet, abdomen souvent météorisé. L'enfant crie, se tord et s'agite, pas de sommeil.

Soif ardente, qu'on ne peut satisfaire sans provoquer des vomissements. Affaiblissement progressif, aspect typhique.

Fréquemment surviennent des convulsions. Les complications (broncho-pneumonies, lésions rénales, etc.) doivent être mises sur le compte de la toxémie généralisée (Czerny-Epstein).

D'après ces données, le diagnostic sera facile. La courbe thermométrique suffirait d'ailleurs pour la différencier d'avec celle de la fièvre typhoïde.

ANATOMIE PATHOLOGIQUE

Les lésions anatomiques sont minimes relativement aux symptômes, parce qu'il s'agit surtout d'infections gastro-intestinales (Sevestre-Marfan).

Muqueuse de l'estomac et de l'intestin plus ou moins injectée et rosée, cellules épithéliales subissant la transformation muqueuse. En quelques points, une légère infiltration interstitielle (Heurner 1894), et c'est tout.

Mais à côté, dans les matières, innombrables bactéries, détritus épithéliaux, etc., etc.

PRONOSTIC

Le pronostic, qui est grave dans les gastro-entérites aiguës, cesse de l'être, si, par un changement d'altitude opéré à temps, on substitue, au milieu où la maladie se développe, un autre milieu se prêtant moins à la production des microorganismes et plus favorable à la résistance de l'enfant; il s'agit de ne pas arriver trop tard. Voir notre Observation V. Cette observation nous apprend également qu'on expose l'enfant aux plus grands dangers, si, tant que dure l'été, on lui fait quitter trop tôt les lieux où il avait retrouvé la santé.

En somme, avec l'altitude, la maladie se termine rapidement et présente bien moins de gravité.

ETIOLOGIE

La gastro-entérite des enfants du premier âge est le résultat soit d'un mauvais régime, alimentation insuffisante ou vicieuse, de l'allaitement trop souvent répété, du mauvais lait de la nourrice, de l'allaitement artificiel, même quand il est réglé avec un soin extrême et que le lait, minutieusement chauffé et stérilisé, est d'une pureté irréprochable (Hutinel) ; soit encore de l'usage abondant et prématuré d'aliments solides; soit enfin de la dentition, du sevrage ou de l'action des grandes chaleurs, qui agissent à la fois en déprimant les forces organiques et en favorisant la production des poisons ectogènes ou endogènes dont ces petits êtres peuvent être victimes.

J'insisterai d'autant plus sur cette dernière cause de maladie qu'elle m'a paru négligée par la plupart des auteurs.

Le Dr Bertillon, directeur de la Statistique municipale de Paris, a bien voulu mettre à ma disposition les bulletins hebdomadaires de mortalité concernant cette ville, pendant les mois de juillet, août et septembre 1898, et j'y relève les chiffres suivants, qui établissent combien les chaleurs persistantes sont dangereuses pour la première enfance.

En fait de mortalité, voici, pour la diarrhée infantile, la série des chiffres hebdomadaires, depuis le commencement de juillet, avec, à côté, la moyenne de la température correspondante.

1re SEMAINE		2e SEMAINE		3e SEMAINE		4e SEMAINE		5e SEMAINE	
Temp. moyenne	Mortalité	Temp. moyenne	Mortalité	Temp. moyenne	Mortalité	Temp. moyenne	Mortalité	Temp. moyenne	Mortalité
Juillet 1898									
15°	20	16°,27	37	19°	49	18°	51		
Août 1898									
18°	98	18°,67	102	24°,22	285	20°,1/2	268	16°,11	181
Septembre 1898									
21°,37	191	17°,82	138	14°,26	112	11°,28	79		

Nous ferons remarquer que la plus forte mortalité correspond exactement (3e semaine d'août) avec la moyenne la plus élevée de la température d'été.

Après de pareils faits, comment ne pas admettre les fortes chaleurs continues parmi les causes les plus puissantes du développement des gastro-entérites chez les enfants du premier âge; que ces chaleurs agissent directement, en déprimant les forces de l'enfant, ou indirectement, par l'empoisonnement du lait dont il se nourrit ou par les troubles gastro-intestinaux qui résultent de son action ainsi que des auto-intoxications qui peuvent en être la conséquence.

A ces causes s'ajoute l'influence prépondérante de l'évolution dentaire sur l'appareil digestif en été (gastro-entérite), action prépondérante qui, l'hiver, s'exerce de préférence sur l'appareil broncho-pulmonaire (Leçons cliniques du Professeur Baumel, 1893).

Dans le premier cas, on doit aussi tenir grand compte de la facile production du muguet au cours de l'évolution dentaire et du facile envahissement par lui de certaines parties du tube digestif (même auteur).

Nous ferons également remarquer que ces chaleurs seront d'autant plus redoutables que l'état hygrométrique sera plus élevé et qu'on arrivera à ce que le Professeur Boyer appelle la température de serre humide.

Combien alors le danger est menaçant pour le nourrisson allaité artificiellement. Le lait est un liquide si fermentescible que, dans ce milieu, son altération est presque forcée (Hutinel).

OBSERVATIONS

Première Observation.

Mon père, depuis qu'il exerce la médecine à Lodève, n'ayant jamais consenti, lorsque les parents s'y prêtaient, à traiter les gastro-entérites, chez les enfants du premier âge, que par le changement d'altitude, bien entendu à la saison d'été, je commencerai par une de ses observations. Elle est relative à une personne de la famille.

N. R..., de Lodève, sevrée à 15 mois, fut subitement prise 3 mois après, en juillet 79, au moment de l'évolution des canines, de fièvre et de malaise général, sans que l'alimentation qui était sévèrement réglée, semblât devoir entrer en ligne de compte, comme cause déterminante de la maladie.

Après une nuit très agitée, les vomissements se déclarèrent, alimentaires d'abord, aqueux ensuite, avec selles abondantes, fréquentes et séreuses. Un changement subit s'opéra dans la physionomie de l'enfant. La face pâlit, les yeux s'excavèrent légèrement. Nous touchions au choléra infantile. Diète absolue, petits lavements avec quelques gouttes de laudanum, glace à l'intérieur. Un instant, la maladie parut enrayée, mais elle reprenait, le soir, avec la même violence.

L'enfant fut à l'instant transportée à 2 kilom. environ de la ville, à une maison de campagne (Campagne de M. Granier) qui regarde directement le Nord, à 50 ou 60 mètres seulement au-dessus de Lodève, sur le flanc d'une petite montagne.

La jeune malade y passa une nuit relativement bonne. Le lendemain, malgré la suspension de la glace, les accidents s'amendèrent, le lait d'ânesse à faible dose fut toléré, et, au bout de 9 à 10 jours, les selles se régularisant, on put revenir graduellement à l'alimentation normale, lait et potages, sans qu'aucune complication se déclarât. Fin août, 5 semaines après, l'enfant rentrait en ville parfaitement rétablie.

Observation II.

Cette observation est toute entière du père de l'enfant, Professeur dans une grande Faculté de Médecine.

Gabriel H..., âgé de 18 mois, vient à Lodève dans les premiers jours d'août 1891.

L'enfant, né à Tonnerre (Yonne) et habitant Lyon, arrive en pleine canicule et par des chaleurs exceptionnelles. A ce changement brusque et défavorable de climat viennent s'ajouter pour lui les dangers d'une crise dentaire.

Deux jours après son arrivée, Gabriel H... manifeste tous les symptômes d'une gastro-entérite intense. Vomissements, selles, anorexie absolue. Fréquence du pouls, hyperthermie, pâleur des téguments, abattement, tristesse traversée de temps en temps par des crises d'agitation et des cris. Un des symptômes les plus marqués est l'insomnie. L'enfant ne dort plus, et 3 ou 4 nuits successives se passent sans sommeil. S'il s'assoupit un instant, il se réveille inopinément et, sans cause apparente, s'agite et pousse des cris ou reste abattu dans son berceau.

Bien que Gabriel H... eût avec lui une excellente nourrice, originaire du Morvan et dont l'allaitement s'était poursuivi pendant 18 mois dans des conditions parfaites, on avait commencé à alimenter partiellement l'enfant avec de la soupe et des œufs.

Dès l'apparition des premiers symptômes, toute alimentation solide est supprimée, et l'enfant reprend le sein à l'exclusion de toute autre nourriture. Néanmoins, la température restant très élevée et les symptômes de gastro-entérite ne s'étant pas amendés, malgré la sévérité du régime lacté et en dépit de tentatives habituelles de médications usitées en pareil cas, on décide, sur les instances du Dr Réfrégé, médecin traitant, de transporter Gabriel H... à la campagne.

La petite station thermale d'Avesne, située à 30 kilom. de Lodève, au bord de la rivière d'Orb, en pleine montagne, mais à 420 mètres d'altitude seulement (différence de niveau avec notre ville 250 mètres), est choisie par les parents, à cause des ressources matérielles qu'on peut y trouver.

Le 15 août, après une nuit sans sommeil et la gastro-entérite conservant toute son intensité, l'enfant part à 7 heures du matin et arrive à Avesne vers midi.

La chaleur persiste. Mais à Avesnes, au bord de la rivière, sous les grands arbres qui entourent l'établissement des bains, la température est plus basse, très supportable, les nuits sont fraîches.

Dès la première nuit, l'enfant dort et ne se réveille que deux ou trois fois, réclamant le sein. Le lendemain, l'agitation des jours précédents se fait moins sentir, les selles diminuent de fréquence, les vomissements cessent.

Deux jours après, la pâleur fait place à une légère coloration des joues ; l'enfant réclame le sein, reprend son appétit, ne vomit plus. Les selles sont normales au point de vue de leur fréquence et de leur consistance. Avec la santé, la gaieté de l'enfant est revenue, il court, rit, s'amuse. Ses traits reprennent leur aspect habituel, les tissus retrouvent leur fermeté ordinaire.

Moins de 8 jours après son arrivée à Avesne, Gabriel H... est complètement guéri.

Observation III.

(Personnelle).

Il y a deux ans, je fus appelé au mois de juillet, en remplacement d'un médecin de la ville, chez M. P. ingénieur-mécanicien, pour un de ses enfants, Albert, âgé de 14 mois, sevré depuis deux mois, qui se trouvait en pleine évolution dentaire (incisives et premières molaires). L'enfant, depuis quelques jours, ne se nourrissait plus, il prenait à peine 100 gram. de lait dans les 24 heures. Il avait de la diarrhée, se plaignait de coliques et de temps à autre vomissait les boissons qu'on lui donnait.

Voyant le danger, je conseillai le départ immédiat, avec la conviction que le changement d'altitude était seul capable de rendre la santé à l'enfant. Il faut dire que l'habitation de M. P... se trouvait dans un quartier très aéré sans doute, mais non loin d'une bouche d'égout.

L'été était très chaud. Les parents hésitèrent à se rendre à mon conseil, craignant que l'enfant ne pût supporter le voyage et qu'il mourût en route, tant étaient déjà grands et son amaigrissement et sa faiblesse.

Néanmoins ils s'exécutèrent. L'enfant fut transporté à Esparou, commune des Plants, à 300 mètres environ d'altitude, dans un milieu d'arbres, de prairies, où l'air est frais et où les eaux sont d'une pureté parfaite.

Aucun remède ne fut donné.

La première nuit fut de beaucoup meilleure qu'en ville. Le lendemain, il commença à se nourrir. Au bout de 7 à 8 jours, il supportait fort bien le bouillon et le lait,

Un mois et demi après, l'enfant marchait, ce qu'il avait cessé de faire, et rentrait dans sa maison parfaitement rétabli.

Observation IV.

Je dois au Dr R..., du Caylar, l'observation suivante à laquelle je suis trop heureux de pouvoir donner l'hospitalité.

Il y a quelques années, M. B., originaire des environs de Clermont-l'Hérault, avait un fils âgé de 21 mois, sevré depuis quelque temps et atteint de gastro-entérite aiguë. Le médecin, qui le consultait, jugeant le cas grave, engagea les parents à transporter l'enfant sur le Larzac. Il présentait de la fièvre, des vomissements, de la diarrhée, et ne dormait presque pas ; à ce moment il mettait les canines supérieures. Dans ce nouveau milieu, le Dr R... n'ayant d'ailleurs jugé aucun remède nécessaire, l'enfant se trouva soulagé. Les symptômes généraux et locaux s'amendèrent, et la santé revint un peu tous les jours, au point que, un mois après, une seule canine restant à sortir, les parents voulurent absolument, malgré la persistance des chaleurs, et malgré surtout certaines observations restrictives du Dr R..., réintégrer leur domicile. L'enfant d'ailleurs commençait à se nourrir, lait, soupes, sans en être incommodé.

Six jours après leur rentrée chez eux, l'enfant fut repris des mêmes symptômes, sans qu'au dire des parents on pût accuser les écarts de régime. Au plus vite on remonte au Caylar, où l'enfant mourait 36 heures après.

Le Dr R... a gardé le souvenir de ce fait, qui le frappa vivement.

Observation V

(Personnelle).

Le 17 juillet 1898, arrivait dans notre ville Mme B..., qui venait de Murat (Cantal), 800 mètres d'altitude, pour rejoindre son mari, gendarme à Lodève.

Elle avait, avec elle, une jeune fillette de 3 mois 1/2 environ, élevée au biberon depuis sa naissance. L'enfant, jusque-là, se portait à merveille. La mère ajoute même que tout le monde, à son arrivée, la félicitait d'avoir une si belle enfant. Au bout de quatre à cinq jours, la diarrhée la prit, sans qu'on eût changé le régime. Le sommeil fut absolument suspendu. L'enfant pleurait nuit et jour.

Les vomissements survinrent continus.

Je fus appelé, en remplacement de mon père, qui est le médecin de la gendarmerie. Je prescrivis une potion antiémétique, avec recommandation d'aseptiser le lait. Mais, le lendemain, en présence de la persistance des accidents, tenant compte que l'enfant avait quitté une altitude de 800 mètres pour une altitude de moins de 200, je conseillai le départ immédiat, mettant à ce prix le salut de l'enfant. Il n'eut pas encore lieu, tant on redoutait la mort en route. Enfin, le surlendemain, sur mon insistance et quoique je ne fusse pas rassuré moi-même sur les suites de ce long voyage, on risquait le tout. L'enfant était quasi-mourante.

Elle avait de la fièvre, ne prenait aucune boisson, sans la rejeter ; le ventre était météorisé, douloureux ; les selles verdâtres et fétides. Quant à l'amaigrissement, il était tel qu'on ne reconnaissait plus l'enfant.

En 12 heures la fillette fut rendue à Murat, dans la famille de sa mère.

La première nuit fut parfaite. L'enfant ne s'éveilla pas une seule fois, dit la mère. La fièvre tombait le lendemain. Aucun médecin ne fut d'ailleurs appelé, tant l'état paraissait amélioré et rassurant. Au bout de sept à huit jours, la guérison était complète, et l'enfant avait repris sa santé habituelle.

Aujourd'hui, 12 octobre, elle est encore à Murat, avec une santé parfaite.

Observation VI.

(Dr S..., Montpellier).

La petite F..., âgée de 12 mois, a été atteinte de gastro-entérite, au mois d'août de cette année. L'enfant était allaitée par sa
mère, femme robuste et excellente nourrice, qui habitait avec
ses parents un appartement très chaud, 19, rue Daru, Montpellier. Un four se trouvait dans la maison, à côté de l'appartement, qui laissait à désirer au point de vue de l'hygiène.

A 9 mois, cette fillette avait été soumise à une alimentation
solide composée de petites soupes, après l'ingestion desquelles on
lui faisait boire une cuillerée de vin. L'enfant n'était d'ailleurs
pas sevrée.

Dans la première quinzaine du mois d'août, elle fut atteinte
de diarrhée avec des selles, tantôt de couleur verte, tantôt de
couleur normale. Le 18 août, les symptômes s'aggravèrent. La
fièvre se déclara avec de l'abattement. Le 19, des vomissements
s'ajoutèrent à la diarrhée. Nombreuses selles vertes et d'une
odeur fétide.

L'enfant était pâle, abattue, avec des yeux profondément exca-
vés, un teint safrané, des chairs molles et flasques. Jusqu'au 23,
malgré mes prescriptions, les accidents persistent. Le 24, l'état
s'aggrave encore. Les vomissements deviennent plus intenses.
Sur mes conseils, Mme F... se décide alors à partir pour la
montagne, où elle avait des parents.

L'enfant, presque mourante, n'acceptant aucun remède, m'est
soumise à son passage à Lodève. Avec le lait exclusif de la mère,
je conseille, avec le Dr S..., l'aérothérapie seule dans le milieu
où elle se rendait.

L'enfant arrive à Esparou (commune des Plants, 300 mètres
environ d'altitude), un mieux immédiat se produit, sensible surtout le second jour, le sommeil étant devenu parfait. Vomisse-

ments et diarrhée prennent fin. L'enfant reprend sa gaieté et ses forces. Le cinquième jour, quand le père, qui est cantonnier à Montpellier, vient voir sa fillette, il est stupéfait du résultat obtenu. Douze jours après, l'enfant rentre à Montpellier avec une nouvelle dent et parfaitement rétablie. Depuis lors (2 octobre 1898), j'ai eu l'occasion de revoir l'enfant chez elle, et sa santé ne s'était pas démentie.

Observation VII.

(Dr M...., fils).

De mon excellent ami, le Dr M..., fils, de Bédarieux, je reçois la lettre suivante :

Certes, les exemples abondent des excellents effets des cures d'altitude sur les diarrhées estivales des enfants en bas âge. Ma clientèle personnelle m'en fournit de nombreux et concluants exemples.

Parmi le nombre, je puis en citer deux plus particulièrement présents à mon esprit.

Je ne fais que transcrire.

Fillette de 15 mois environ, L. R..., admirablement nourrie par sa mère, très au-dessus de la moyenne des enfants de son âge comme embonpoint, est prise, au mois de juillet de l'année dernière, vers 3 heures du matin, sans écart de régime, ni autre motif apparent, de vomissements et de diarrhée verte, qui, malgré tous les soins, vont augmentant sans cesse. Je prêche la famille, et j'obtiens, au bout de quarante-huit heures, le départ pour la Salvetat.

L'enfant que j'ai vue, la veille du départ, était amaigrie, grognon, ne pouvant trouver le sommeil.

Dès l'arrivée à Saint-Pons (300 mèt.), elle était plus gaie, acceptait volontiers le sein, qu'elle repoussait la veille. Le len-

demain de son arrivée à la Salvetat, ses couleurs étaient reve-
nues, elle avait repris son entrain.

Appelé moi-même à la Salvetat, trois jours après son installa-
tion, je retrouvai la fillette d'avant la gastro-entérite, gaie et
joufflue, à selles régulières et normales. Quinze jours après, elle
redescendit et va très bien depuis.

J'affirme que, sans le départ rapide et que je jugeai encore
trop retardé, l'enfant, malgré le traitement médical et hydrothé-
rapique énergique, *aurait succombé*.

Observation VIII.
(Dr M....., fils).

Garçon de 18 mois environ, F. B..., nourri deux mois par sa
mère, allaité par la suite au biberon. Bien portant, mais soumis
à des crises dentaires pénibles à chaque nouvelle éclosion. Dès
la première crise (c'était au commencement d'août de la présente
année), je prescrivis le départ immédiat.

L'enfant était anémié, agité, avec insomnie absolue. En atten-
dant le départ, qu'on me demanda de différer de deux jours, je
prescrivis, contre la gastro-entérite, quatre bains par jour, lave-
ment d'amidon, potion à l'acide lactique (diarrhée verte abon-
dante et vomissements) sans obtenir aucune amélioration. L'enfant est transporté à Sylvanès (Aveyron). Dès notre arrivée,
m'écrivit la mère, il n'était plus le même, et, le lendemain, il
reprenait son entrain et sa santé.

Observation IX.
(Dr R.-J.)

Je dois les deux observations suivantes à l'obligeance de mon
excellent ami le Dr R.-J, de Clermont-l'Hérault.

La fillette M. L..., demeurant à Clermont, âgée de 13 mois,

est prise, le 4 juillet 1897, à 6 heures du soir, de vomissements et de diarrhée.

Disons tout de suite que les premières chaleurs de l'été avaient déjà causé, dans notre clientèle, plusieurs cas de gastro-entérite sans importance.

Appelé auprès de l'enfant, nous apprenons qu'elle a été sevrée dans les premiers jours de mai, qu'elle a traversé, sans encombre, la période correspondante au sevrage, qu'elle est exclusivement nourrie avec du lait de vache stérilisé, qu'enfin elle n'a jamais fait de maladie.

Nous constatons d'un autre côté que l'évolution dentaire a été lente (3 incisives, 2 inférieures et 1 supérieure), l'enfant est pâle, elle gémit sans discontinuité, vomit une bonne partie du lait qu'on lui donne et rend le reste en de fréquentes selles liquides.

Nous ordonnons des frictions stimulantes, du lait glacé et une potion à l'acide lactique.

Le 5 juillet, au matin, la petite malade n'est pas mieux, vomissements aqueux, diarrhée intense, le cri de l'enfant devient plus faible, sous l'aisselle le thermomètre marque 39°.

Nous cessons le lait, pour le remplacer par quelques cuillerées de café, d'eau de Vichy ou de Champagne étendu d'eau glacée ; nous ajoutons un suppositoire avec 50 centigr. de bromhydrate de quinine.

A 6 heures du soir, même état, nous ordonnons alors d'envelopper l'enfant dans du coton, de le placer ensuite dans une couverture de laine et de l'emporter de suite, en voiture, à 10 heures du soir, à Lacaune (900 mèt. d'altitude) à plus de 60 kilom. de Clermont.

Le voyage fut pénible. Les parents s'attendaient à un dénouement fatal. On est cependant arrivé à Lacaune avec une température ambiante qui se transformait.

Là, peu à peu, l'état de l'enfant s'est amélioré; dans 48 heures le danger a été écarté. Puis la convalescence a été rapide. La fillette nous est revenue à Clermont, au bout d'un mois, avec quatre dents en plus et une santé parfaite.

Observation X.
(Dr R.-J.)

Enfant L... F..., du sexe masculin, âgé de 15 mois, demeurant à Clermont, est pris le 16 août 1898 pendant une chaleur atmosphérique accablante, de gastro-entérite avec vomissements et diarrhée. Antécédents héréditaires et personnels excellents.

L'évolution dentaire est normale, plutôt satisfaisante; l'enfant mange soupes, œufs et lait ; le 16 août nous constatons que l'abdomen est météorisé, le faciès un peu tiré, qu'il y a de la diarrhée verte et des vomissements alimentaires.

Traitement : frictions stimulantes, lait glacé et stérilisé, tisane alcoolisée glacée, potion à l'acide lactique et au laudanum.

17 août matin. Les vomissements et la diarrhée persistent. Dyspnée assez prononcée, appareil respiratoire libre, température axillaire 38°,3.

Le soir, les symptômes ne s'amendent pas, et nous faisons partir l'enfant bien enveloppé, en voiture fermée, pour le Caylar, à 36 h. de Clermont et à 750 mèt. d'altitude.

En 48 h., l'enfant a été complètement remis et nous est revenu, 20 jours après, ayant mis deux nouvelles dents et en parfait état.

Observation XI.
(Dr Bringuier).

Dans une brochure sur Lacaune (1886) du Dr Bringuier, je suis heureux, pag. 13, de détacher le passage suivant, qui me servira d'observation.

Les plus jeunes enfants éprouvent avec une rapidité surprenante les effets bienfaisants du climat de Lacaune. Quelques jours suffisent pour rendre à la santé des enfants atteints d'anémie extrême. Nous en avons vu et nos confrères en ont constaté de nombreux exemples.

Au mois de juillet dernier (1885), la famille P..., de Montpellier, se décida, sur les conseils du Dr Caisso, à envoyer à Lacaune son enfant âgé de 2 ans. Ce pauvre petit dépérissait à vue d'œil, atteint de dysenterie chronique, de fièvre persistante et de profonde anémie, il présentait tous les symptômes de la fièvre hectique.

Arrivé à l'établissement thermal de Lacaune, le 25 juillet, le seul traitement auquel il fut soumis fut l'aérothérapie. On le promenait matin et soir à l'air libre. Sa principale alimentation était l'excellent lait que fournissent les magnifiques vaches de l'établissement. Huit jours après son arrivée, l'enfant était moins abattu, son visage se colorait, ses yeux étaient plus vifs. Après un mois de séjour à l'établissement, Mme P... pouvait ramener à Montpellier son enfant en plein état de santé.

TRAITEMENT

Le but que je poursuis n'est pas, tant s'en faut, d'écarter et de proscrire tout remède dans la gastro-entérite estivale du premier âge. D'ailleurs tous les petits malades, qui font l'objet des observations précédentes, ont tous au préalable été traités de différentes manières, et, si le traitement toujours rationnel avait donné des résultats sérieux et rassurants, il est probable, il est certain même, que beaucoup d'entre eux, sinon tous, seraient restés dans leurs maisons. J'ajouterai que, lorsque ce départ est jugé nécessaire, indispensable, il sera toujours prudent dans ces milieux de montagne, éloignés des villes, où les communications sont souvent très difficiles, de faire suivre, pour parer à toutes les éventualités, ce que j'appellerai une petite pharmacie.

Me voilà bien maintenant, je l'espère, réconcilié avec la Grande.

Un mot d'explication me paraît également nécessaire pour justifier le qualificatif de merveilleux, quand il s'agit de ces cures d'air. Par ce moyen je trouverai l'occasion, serrant de près la question, entouré de tous les documents qui la concernent, de donner à mon travail un but pratique et de déterminer, autant que possible, dans quelles limites ces déplacements pourront donner des résultats inespérés. Mes conseils deviendront acceptables, s'ils reposent sur des bases scientifiques inattaquables.

Et d'abord l'enfant?

Tous les auteurs sont d'accord pour reconnaître que, subissant le sort commun, dans un état d'infériorité qui tient à son âge, l'enfant faiblit pendant l'été et que, par les seuls phénomènes des différentes évolutions qu'il traverse, qu'il s'agisse des dents ou du squelette, il prête plus que personne, à cette époque, le flanc à la gastro-entérite.

Tous reconnaissent également que le danger augmente avec l'élévation et la continuité de la température estivale et que, dans ces conditions, la maladie, de bénigne qu'elle pouvait paraître, prend immédiatement le caractère infectieux et épidémique, et c'est là surtout ce qu'il faut éviter. Or, d'après les statistiques municipales de Paris, quand la température hebdomadaire moyenne s'élève au-dessus de 16°, ces accidents commencent à se produire, voilà une première indication.

Nous savons, d'ailleurs, que cette moyenne, tous les ans, se trouve dans nos pays dépassée et de beaucoup pendant les canicules.

Entre 16° et 17°, à plus forte raison entre 17° et 18°, je parle de la moyenne hebdomadaire, commencera donc à s'imposer la cure de montagne pour la gastro-entérite du premier âge. Toute hésitation, de la part des parents ou du médecin, pourrait devenir, dans le présent, une cause de mort et, plus tard, si l'enfant se sauve, une cause pour lui soit d'athrepsie, soit de rachitisme.

Voilà pour l'enfant.

Quant au lait, nous savons par l'historique comment il se conduit en présence des chaleurs ; sous leur influence il devient rapidement, malgré tous nos soins et tous nos efforts, coupable de tous les méfaits, se prêtant à la création des poisons les plus violents dont l'enfant sera sûrement victime. D'après Lesage, cette formation se produirait à partir de 25°, et, dans nos pays méridionaux, nous traversons des températures beaucoup plus élevées. Donc, si déplacer l'enfant est nécessaire, déplacer, sinon l'aliment, du moins le milieu dans lequel on nous le présente est autrement indispensable. L'altitude avec son air plus frais et plus sec pourra seule donner des garanties. Dans nos villes, en effet, quand on nous livre le lait marchand, que renferme-t-il ? Qui me répondra de sa bonne et saine constitution ? N'est-il pas déjà souillé, adultéré, contaminé ? Sans doute l'appareil va le recevoir pour le stériliser. Quelque service qu'il rende, doit-il suffire pour nous donner la sécurité ? Dans tous les cas, lui refera-t-il sa virginité ? Les microbes disparaîtront, soit ; mais leurs toxines, si elles existent déjà ? C'est donc avec une confiance aveugle que nous allons livrer à un enfant souffreteux, quelquefois demi-mort, un lait, aseptisé je le veux bien, mais quand même suspect, peut-être même à demi empoisonné, quand, à deux pas de nous, la montagne attend son petit malade pour le sauver et le guérir. Fi de ce lait, comme fi des eaux filtrées de la Seine, suivons l'enfant, arrivons avec lui aux vraies sources de la vie. L'animal qui nous livrera le lait sera sur place, et son produit, après une ébullition rapide, si elle est nécessaire, passera directement de lui à l'enfant, sans qu'aucune souillure soit possible.

Il résultera immédiatement, pour le petit malade qui arrive moribond dans nos petites Cévennes, une sorte de résurrection, qui fait la surprise et l'admiration de tous.

En effet, d'une part, moins de poisons sinon pas de poisons et, de l'autre, résistance plus sérieuse.

Moins d'ennemis et plus de vigueur.

Voilà bien tout le secret de la médication, quelle en est la cause véritablement efficiente ? Nul ne le sait, et on ne pourrait faire à cet égard que des hypothèses gratuites et incomplètes ; car rien ne prouve que les effets de la montagne ne sont pas multiples ou dus simplement à un abaissement de température de quelques degrés ; aux savants de profession il appartient de donner la clef du mystère.

Une médication énergique, toujours nécessaire dans les gastro-entérites graves des jeunes enfants, est souvent difficile à établir. Nous venons de constater d'ailleurs, toutes nos observations en font foi, que les agents thérapeutiques ne jouent, en pareil cas, qu'un faible rôle, quand le contraire devrait avoir lieu ; ce qui s'explique par le défaut d'assimilation dans un milieu où se développent des toxines de tout genre et de toute provenance : le changement d'air se trouve donc tout indiqué, et l'on s'explique, par ce que nous venons de dire, les effets merveilleux et immédiats qu'on en retire le plus souvent.

Si les enfants à la mamelle, qui ont une bonne nourrice et des tétées réglées, peuvent à la rigueur braver, et encore pas toujours, les fortes chaleurs de l'été, il n'en sera pas de même des sevrés, surtout s'ils sont malingres, souffreteux, avec ce que le professeur Baumel appelle le gros ventre, ou bien encore s'ils traversent une crise dentaire. Pour eux, le péril sera très grand, et, après tout ce qui vient d'être dit, je ne prendrai jamais sur moi la responsabilité de traiter l'enfant à domicile, quand les parents peuvent, en se déplaçant, se prêter à la cure d'air. L'altitude conviendra également aux nourrissons au sein, même avec une bonne nourrice, s'ils sont éprouvés par la dentition.

Pour les uns et pour les autres, d'ailleurs, il sera bon de prendre cette mesure à titre préventif, pour peu que les enfants s'y montrent prédisposés, sans attendre que la maladie les atteigne.

Sur une remarque très judicieuse du Dr Ménard, nous ajouterons que cette cure d'air, dans certains cas, s'applique aussi bien à la nourrice qu'au nourrisson lui-même.

Choisie le plus souvent dans les pays montagneux à 800 mètres ou 1000 mètres d'altitude, elle est exposée, en descendant dans les plaines, à être éprouvée par un climat auquel elle est restée toujours étrangère et dont elle subit, en été, plus ou moins les influences fâcheuses. On songe à l'enfant, dit mon confrère, quand la nourrice seule est en cause, et il ajoute : j'en ai connu une, venue des plateaux, qui a admirablement nourri pendant 4 mois un enfant très vigoureusement bâti. Les chaleurs arrivent, la santé de la nourrice est en défaut et, avec elle, celle de l'enfant. La famille intéressée se fixe à 700 mètres d'altitude. La santé de la nourrice revient, et l'enfant a aussitôt repris.

Du choix d'une station.

Ce n'est pas la grande élévation de l'altitude qui doit nous déterminer. La plupart des observations ci-dessus ne l'indiquent pas ; il serait même peut-être à craindre qu'une transition trop brusque de température amenât un refroidissement et ne devînt (ictus d'un autre genre) une nouvelle cause de maladie pour l'intestin d'un enfant anémié et débilité, que sa grande faiblesse rend très impressionnable à l'action d'une atmosphère trop subitement refroidie. Les altitudes moyennes conviennent mieux.

A supposer même que l'état général indiquât un climat encore plus froid que celui dans lequel on l'envoie, il serait rationnel, nous semble-t-il, de proposer, pour ces cas particuliers, une sorte d'échelonnement progressif, sans arriver d'emblée à un climat extrême.

Je choisirai de préférence un endroit aéré, propre, loin des agglomérations trop souvent rebelles à la pratique de l'hygiène quant à la tenue des rues et des logements, avec des prairies et des arbres qui entretiennent un certain état de fraîcheur, autant que possible avec des eaux vives et d'une pureté irréprochable, ce que l'on trouve d'ailleurs aisément dans nos petites Cévennes, à une altitude variant de 300 à 500 mètres et plus s'il le fallait.

Dans ces conditions, l'enfant, à qui l'air pur rend la vie, peut sortir à toute heure du jour, sans être incommodé directement par les rayons solaires. Cet exercice, qui se renouvelle souvent, le stimule dans toutes ses fonctions. A la suite de ces promenades, le sommeil, qui fait si souvent défaut dans la gastro-entérite, est plus profond, plus continu et, partant, plus réparateur. Avec lui disparaît l'anorexie, pour faire place à un appétit de bon aloi.

Je ne quitterai pas ce sujet sans toucher à une question qui complètera ma pensée. Dans nos villes ouvrières, les enfants sont sevrés, ordinairement, quand ils ont près d'un an, au mois de

février ou de mars, sans qu'il soit tenu compte de l'état de dentition ou de la santé générale de l'enfant.

Une fois sevrés, en vertu d'un préjugé très répandu dont les
médecins n'ont jamais pu avoir raison et qui fait beaucoup de
victimes, on cesse de leur donner du lait, *parce qu'il débilite les
enfants,* et on le remplace par une alimentation plus ou moins
vicieuse, quand il aurait fallu, au contraire, conformément à
l'opinion émise par mon maître, le professeur Baumel, recourir
au sevrage progressif qu'il conseille systématiquement et qui est
d'autant plus utile que l'évolution dentaire est plus tardive (signe
précoce, d'après lui, de rachitisme).

Quand arrivent les chaleurs, pour peu que l'évolution dentaire
s'en mêle, les gastro-entérites aiguës se déclarent. Le médecin
est appelé, que fera-t-il de tout l'arsenal pharmaceutique ?

L'enfant refuse le lait, dont d'ailleurs il a perdu l'habitude,
qu'il prendra dans tous les cas avec répugnance, ses parents
ayant commis la maladresse de le lui supprimer trop tôt.

Cependant il faut agir. L'enfant est mourant. Seule la montagne le sauvera.

Dans ces milieux cévenols on élève la vache et la chèvre. Le
contact des animaux avec les petits enfants y est de tous les
instants, il s'établit entre eux des courants de sympathie incon-
testables, qui se manifestent de mille manières et qui trouvent
leur explication toute naturelle dans la nouveauté du spectacle
qui saisit à la fois les yeux et l'âme du jeune enfant. A la chèvre
qui répond à son appel, se prête à ses caresses et reçoit de sa
main les friandises qu'il est si heureux de lui offrir, à son tour
il ne refusera pas le lait qu'elle lui donnera à profusion, en
échange de ces bons procédés.

Cure d'air, cure de lait, l'enfant est sauvé.

Je vis aux pieds des Cévennes, et ce tableau, que j'ai vu souvent,
m'a toujours séduit, tant il est vrai que tout ce qui touche à

l'enfant, surtout quand il s'agit de sa conservation, offre du charme et de l'intérêt.

Ce sentiment, en quelque sorte inné chez moi et avec lequel jaurais voulu donner à ma pensée beaucoup plus de relief, me permet d'ailleurs d'acquitter une dette de reconnaissance.

Né en juin 1870, je fus, au mois d'août de l'année suivante, à quatorze mois, au cours d'une dentition pénible et douloureuse, pris d'accidents graves de gastro-entérite. Immédiatement je fus déplacé. On n'avait que l'embarras du choix et ce fut en pleine montagne cévenole, que de fois ne me l'a-t-on pas dit, que je retrouvai en quelques jours vie et santé dans un petit hameau, à 450 mètres d'altitude environ, sous les frais ombrages de Romiguières.

Ces nids de verdure, pour nos villes véritables sanatoria d'enfants, disparaissent tous les jours sous les coups d'une cognée sacrilège mais inconsciente, sans qu'aucune loi, aucune protestation efficace, puissent défendre ces asiles de bien-être et de santé, dont la disparition, si elle se produisait dans un grand nombre d'endroits, finirait par compromettre les intérêts vitaux et matériels de la France.

Parmi tous ces enfants, qui ont bénéficié de ces cures, je puis écrire avec le poète : *Et quorum pars magna fui*, pour expliquer et justifier d'une part la devise que j'ai inscrite en tête de ce modeste travail et pour mieux faire comprendre, d'autre part, l'attrait irrésistible que ce sujet devait avoir pour moi.

Le plateau, qui serait dépourvu d'arbres, me séduirait moins, il serait même exclu de mon choix s'il ne connaissait que l'eau de citerne. Cette eau, qui exige une sérieuse surveillance pour éviter la souillure, est quand même sujette à caution certaines années de sécheresse.

Dans tous les cas, elle ne peut être comparable à celle de nos sources cévenoles. D'ailleurs, sur le plateau, la température d'été est souvent très incommode, et, si les arbres font défaut,

4

l'enfant, à moins de s'exposer, se trouve privé, dans le courant de la journée, des sorties en plein air dont il retire les plus grands bénéfices.

SANATORIUM

Je ne saurais terminer ce travail, qui attaque le traitement à domicile, quand on peut faire autrement, sans penser aux déshérités de la fortune et sans émettre, par conséquent, l'idée d'un Sanatorium départemental, mis au service de tous les enfants pauvres, dont les parents ne peuvent supporter les frais de déplacement pour le changement d'altitude.

Que de victimes épargnerait-on de la sorte ! Que d'enfants à Paris auraient été sauvés, si cet asile hospitalier avait pu les recevoir. Ces petits êtres, souffreteux ou sevrés trop tôt ou soumis à une alimentation vicieuse, appartiennent à des parents qui ne connaissent ni le progrès, ni les méthodes antiseptiques nouvelles.

Aussi, de toutes façons, prêtent-ils le flanc aux gastro-entérites. Ils deviennent peu à peu la proie de l'athrepsie qui les mine ou les enlève, quand elle ne les rend pas rachitiques.

Le Sanatorium les sauverait en les isolant de l'ignorance et du préjugé et en leur fournissant une alimentation de tous points irréprochable.

www.ingramcontent.com/pod-product-compliance
Lightning Source LLC
Chambersburg PA
CBHW071413200326

41520CB00014B/3424